Dieta paleo

Deliciosas Recetas para una Dieta Paleo

Regina Cortes

TÉRMINOS Y CONDICIONES

Índice

Capítulo 1

¿Te cuesta hacer un cambio positivo para tener hábitos alimenticios más saludables? ¿Estás tratando de perder peso, quemar grasa y desarrollar músculo? Si tu respuesta es afirmativa, este libro es justo lo que necesitas. Viene con más de 40 deliciosas recetas paleo junto con un plan alimentario estructurado que te ayudará en tu camino hacia una vida más sana.

¿Qué puede ser mejor que comer alimentos deliciosos y saludables, sin afectar tu bolsillo? La respuesta es simple – La dieta Paleo. Con el recetario, conocerás los secretos para preparar comidas económicas con carnes magras, pescado, fruta gresca, bocadillos, y verduras a la parrilla.

La dieta Paleo no solo te ayuda a bajar de peso, también te ayuda a ser la mejor versión de ti mismo. Te ayuda a reducir el nivel de azúcar en la sangre, bajar la presión, y bajar el nivel de colesterol. Te dará una mejor claridad mental, e impulsará tu nivel de energía ¡al cielo!

Algunos de los Beneficios que Experimentarás:

- Incremento en tus Niveles de Energía y Vitalidad
- Perdida de Grasa Acelerada

- Mejoras en tu Capacidad de Concentración
- Menos Azúcar en Sangre y Menor Colesterol

- Balance Hormonal
- Hábito de Sueño Normalizado
- Reducción de Ansiedad y de Estrés.

¡Ya no esperes más! ¡Adquiere tu libro ya!

Sabrosa frittata de vegetales

Ingredientes:

- 3 a 4 onzas (aprox. 110 gr.) de hongos (picados)

- ¼ taza de tomates cherry (picados)

- Aproximadamente 1 ½ cucharadita de ajo en polvo

- Una pizca de pimienta negra

- ¼ taza de espinaca (picada)

- Aceite en aerosol

- 5 a 6 huevos

- 1 cucharadita de aceite de oliva

- 1 a 2 cebollines (picados)

Preparación:

1. En primer lugar, asegúrese de contar con todos los ingredientes. Rocíe su olla de cocción lenta con aceite en aerosol y reserve por el momento.

2. Luego caliente aceite en una cacerola a fuego medio. Agregue los cebollines, la espinaca, los hongos y los tomates. Revuelva y saltee durante un par de minutos.

3. Sólo resta un último paso. Coloque los vegetales salteados en la olla de cocción lenta, agregue los huevos, una pizca de pimienta y el ajo en polvo. Mezcle suavemente, tape la olla y cocine a fuego fuerte durante 2 horas.

4. Por último sirva caliente y disfrute.

Tiempo de preparación: 15 minutos

Tiempo de cocción: 3 horas

Porciones: 4 a 5

Información nutricional:

Calorías: 130

Fibra: 2.5 gr.

Carbohidratos: 3.5 gr.

Grasas: 2.5 gr.

Proteínas: 3.5 gr.

Exquisitas chuletas de cerdo con ajo y lima

Ingredientes:

- 1 cucharadita de ralladura de cáscara de lima

- ½ a 1 cucharadita de chile en polvo

- Aproximadamente 1 cucharadita de paprika

- 3 a 4 chuletas (costillas) de cerdo magras y sin hueso (de 6 onzas -170 gramos- cada una)

- 3 a 4 dientes de ajo (aplastados)

- 1 cucharadita de sal marina y 1 cucharadita de pimienta fresca

- Aproximadamente 1 cucharadita de comino

- El jugo de ½ a 1 lima

Preparación:

1. En primer lugar, asegúrese de contar con todos los ingredientes. Quite la grasa de las chuletas de cerdo. Aplaste el ajo.

2. Unte las chuletas de cerdo con el chile en polvo, el ajo, el comino, la paprika, sal y pimienta.

3. Agregue el jugo y la ralladura de lima.

4. Este paso es importante. Reserve durante 25 minutos, o incluso un poco más.

5. Coloque papel sobre una parrilla ranurada y coloque las chuletas encima.

6. Ase hasta que queden doradas, aproximadamente 4 a 5 minutos de cada lado.

7. Por último sírvalas con su acompañamiento favorito.

Cerdo en hebras para un desayuno elegante y sustancioso

Ingredientes:

- Aproximadamente 1 ½ cucharada de orégano seco

- 1 cucharada de comino en polvo

- 1 cucharadita de coriandro molido

- 1 a 2 aguacates pelados, sin carozo y cortados en rodajas

- 2 cebollas picadas

- Una pizca de pimienta negra

- 1 paleta de cerdo de tamaño mediano

- 3 a 4 huevos fritos

- 2 cucharadas de chile en polvo

- Aproximadamente 1 cucharadita de jugo de lima

Preparación:

- En primer lugar, asegúrese de contar con todos los ingredientes. Coloque en un recipiente la paleta de cerdo con el coriandro, el chile en polvo, orégano, comino, las cebollas y una pizca de pimienta negra. Úntela bien y luego llévela a la olla de cocción lenta. Cocínela a fuego bajo durante 8 horas.

- Por último desmenuce la carne, sírvala en los platos y coloque encima los huevos fritos y las rodajas de aguacate. Rocíe con jugo de lima.

Tiempo de preparación: 15 minutos

Tiempo de cocción: 8 horas

Porciones: 4 a 5

Información nutricional:

Calorías: 200

Carbohidratos: 5 gr.

Grasas: 2.5 gr.

Proteínas: 2.5 gr.

Fibra: 2 gr.

Ingredientes:

- Aproximadamente 2 cucharadas de semillas de chía

- 3 cucharadas de almendras enteras o almendras cortadas en mitades

- Un puñado de los frutos rojos que prefiera

- ½ banana

- 2/3 a 1 taza de leche de coco

- Aproximadamente 3 cucharadas de semillas de calabaza tostadas (si usted las tuesta con canela, miel y jarabe de arce tendrán un sabor increíble)

Preparación:

- En primer lugar, asegúrese de contar con todos los ingredientes. Vierta la leche de coco en un recipiente y agregue las semillas de chía. Deje reposar entre 3 y 5 minutos para que la preparación espese.

- Tome 1 cucharada de las semillas de calabaza y muélalas hasta que parezcan granola.

- Sólo resta un último paso. Coloque la preparación en un tazón y agregue las semillas de calabaza molidas arriba.

- Por último corte la banana en rodajas y colóquela sobre el cereal. Añada los frutos secos por encima. ¡A disfrutar!

Increíble batido tropical Paleo

Ingredientes:

- 1 pera
- Aproximadamente 2 cucharadas de semillas de lino
- Jugo de 1 limón pequeño
- 1 a 2 tazas de agua
- Aproximadamente 1 cucharadita de jengibre fresco rallado
- 1 manzana
- 2 hojas grandes de col rizada

Preparación:

- En primer lugar, asegúrese de contar con todos los ingredientes.

Corte la pera y la manzana en cuatro partes iguales. Retire las semillas y los tallos y coloque las frutas en la licuadora o la procesadora de alimentos.

- Agregue los demás ingredientes y procese hasta que la preparación quede uniforme.

- Sólo resta un último paso. Agregue más agua si fuera necesario.

- Si desea darle un sabor diferente, agregue otras hierbas frescas, fruta fresca, coco, láminas de almendras o cualquier otra verdura de hoja oscura.

Porciones: 1 a 2 vasos

Tiempo de preparación: 10 a 15 minutos

¡Este batido convence a cualquiera!

Extraordinaria sopa de cebolla a la francesa Paleo preparada en olla de cocción lenta

Ingredientes:

- 3 tazas de caldo de carne

- 2 a 4 rebanadas de pan

- 3 tazas de agua

- 3 tazas de caldo de pollo

- Aproximadamente 2 a 4 fetas de queso suizo o gruyere

- Aproximadamente 3 ½ cucharadas de aceite de coco

- 1 a 2 libras (aproximadamente 800 gr.) de cebolla dulce (cortada en rodajas)

- Aproximadamente ¼ a ½ cucharadita de sal marina y ¼ a ½

cucharadita de pimienta recién
molida

- 1 cucharadita de tomillo seco

Preparación:

- En primer lugar, asegúrese de contar con todos los ingredientes. Corte las cebollas dulces en rodajas delgadas.

- Colóquelas en la olla de cocción lenta y rocíe aceite de coco sobre las rodajas. Revuelva bien.

- Luego cocine a fuego bajo durante 4 horas para caramelizar las cebollas dulces.

- Este paso es importante. Agregue el caldo, el tomillo seco y el agua.

- Siga cocinando a fuego bajo durante alrededor de 2 horas.

- Coloque las cebollas y el caldo en tazones aptos para el horno.

- Agregue una rebanada de pan encima de la preparación.

- Sólo resta un último paso. Coloque el queso encima del pan.

- Acomode los tazones en una fuente de horno y cocine hasta que el queso se derrita y se dore.

Tiempo de cocción: 6 horas

Porciones: 2 a 3

Información nutricional (por porción):

Sodio: 1345 mg.

Fibra alimentaria: 13,5 gr.

Calorías: 340

Azúcar: 6 gr.

Grasas totales: 12,5 gr.

Grasas trans: 0 gr.

Colesterol: 5,5 mg.

Potasio: 155 mg.

Proteínas: 15,5 gr.

Grasas saturadas: 9 gr.

Carbohidratos: 40 gr.

Asombroso Jamón Glaseado a la Naranja y Especias

Ingredientes:

- Aproximadamente 3 cucharadas de miel de maple
- 1 jamón de pierna cocido listo para consumir, con hueso, cualquier extremo, de unos 4 kilogramos (o más grande si así lo prefieres)

Para la mezcla de especias:

- Aproximadamente 2 cucharaditas de cebolla en polvo
- Aproximadamente ½ cucharadita de pimienta de cayena
- ½ cucharadita de paprika ahumada
- ½ cucharadita de canela en polvo

- ½ a 1 cucharadita de clavo molido
- Aproximadamente 1 cucharaditas de ajo en polvo

Para el glaseado:

- ½ a 1 taza de aminos de coco
- 1 cucharadita ají en polvo
- Aproximadamente 2 cucharadas de miel de maple
- ½ cucharadita de paprika ahumada
- Aproximadamente ½ cucharadita de salsa de pescado
- 2 tazas de zumo de naranja
- Ralladura la cáscara de 1/2 a 3/4 naranja (aproximadamente media cucharada de ralladura)

Para adornar:

- 3 a 4 naranjas, a la mitad

Instrucciones:

1. Antes que nada, asegúrate de tener todos los ingredientes a la mano.Precalienta el horno a 145 °C

2. Combina la cebolla en polvo, ajo en polvo, paprika, clavo, canela, y pimienta cayena.

3. Coloca el jamón en una bandeja y baña con la miel de maple.

4. Unta el jamón con la mezcla de especias cubriéndolo por completo y permitiendo que la mezcla caiga entre cada rebanada

5. Este paso es importante.Cubre el jamón con papel de aluminio, coloca en el horno y hornea aproximadamente 1 horas.

6. Media hora antes de que esté listo el jamón, agrega a una sartén grande el zumo de naranja, aminos de coco, ralladura de cáscara de naranja,

miel de maple, paprika y ají en polvo, y mezcla bien.

7. Cocina a fuego medio de 35 minutos revolviendo constantemente.

8. Cuando se haya reducido un tercio y rompa a hervir, retira del fuego.

9. Retira el papel de aluminio del jamón cuando esté listo, y baña el jamón entero con la mitad del glaseado de naranja.

10. Clava algunos palillos en el jamón para evitar que se desdoble, y acomoda las mitades de naranja alrededor.

11. Vuelve a meter el jamón al horno y cocina de 35 minutos más a 180 °C.

12. Solo queda una cosa por hacer.Retira del horno y glasea con el resto del preparado de naranja.

13.   Finalmente, sirve.

Mantequilla de Manzana Titánica

Ingredientes:

- 1/4 a 1/2 cucharadita de nuez moscada molida
- 1 cucharadita de jengibre en polvo
- 1 ½ tazas de agua
- Aproximadamente 1½ cucharadas de canela en polvo
- Zumo de 1 limón
- 1 cucharadita de pimienta de Jamaica (*allspice*)
- 1 taza de miel de maple
- Aproximadamente 1 cucharaditas de clavo molido
- Aproximadamente 1½ a 2 kg de manzanas, peladas, descorazonadas, y picadas

Instrucciones:

1. Antes que nada, asegúrate de tener todos los ingredientes a la mano. En la olla de cocimiento lento, combina las manzanas con agua, zumo de limón, allspice, canela, clavo, jengibre, miel de maple, y nuez moscada.

2. Ahora revuelve, cubre, y cocina bien a temperatura baja de 8 horas.

3. Solo queda una cosa por hacer.Deja la mezcla enfriar de 15 minutos, muele con una batidora de inmersión, y sirve en tarros pequeños.

4. Finalmente, ¡sírvelo para el desayuno!

Tiempo de preparación:15 minutos

Tiempo de cocción: 6 a 7 horas

Porciones: 10 a 11

Información nutrimental:

Carbohidratos 3,5

Proteína 3

Grasas 2,5

Fibra 1

Calorías 140

Icónico Ragú de Puerco Deshebrado Italiano

Ingredientes:

- 2 hojas de laurel
- 1 cucharadita de aceite de olivo
- Aproximadamente 3 o 4 dientes de ajo, aplastado con el lado del cuchillo
- 1 cucharita de sal
- 4 tazas de tomate picados fino
- 1 lata pequeña (aprox. 190 grms) de pimiento morrón, escurrida
- 400 gramos de lomo de cerdo
- Aproximadamente 1 cucharadas de perejil fresco picado, divididas.
- Pimienta negra al gusto
- Aproximadamente 2 ramitas de tomillo fresco

Instrúcciones:

1. Antes que nada, asegúrate de tener todos los ingredientes a la mano. Salpimienta el lomo de cerdo.

2. Aplasta los dientes de ajo con el lado del cuchillo.

3. Pica finamente los tomates.

4. Calienta una olla o cacerola grande y agrega aceite.

5. Este paso es importante.Agrega el ajo y acitrona a fuego medio-alto durante unos 3 minutos, hasta que dore.

6. Retira el ajo con una espumadera y reserva.

7. Añade el cerdo y dora cada lado de 4 a 5 minutos.

8. Añade los tomates, tomillo fresco, pimiento morrón, laurel, y la mitad del perejil picado.

9. Una vez que hierva, tapa y cocina bien a fuego bajo durante 2½ horas, hasta que el cerdo se

sienta suave al pincharlo con el tenedor.

10. Solo queda una cosa por hacer.Retira las hojas de laurel, y deshebra el cerdo con ayuda de 3 tenedores.

11. Finalmente, sirve sobre pasta y esparce encima el resto del perejil.

Grandiosos Tazones de Desayuno Delicioso

Ingredientes:

- 1 taza de leche de coco
- 1 calabaza cacahuete (butternut), pelada y en cubos
- Aproximadamente 1 cucharadita de nuez moscada en polvo
- 1 cucharadita de canela en polvo
- ½ taza de nueces, remojadas durante 11 a 12 horas y escurridas
- Miel de maple para servir
- ½ taza de almendras, previamente remojadas durante 10 o 12 horas, y escurridas
- 1 a 2 manzanas, peladas, descorazonadas, y en cubos
- Aproximadamente 1 cucharadas de azúcar de coco

Instrucciones:

1. Antes que nada, asegúrate de tener todos los ingredientes a la mano. En la licuadora mezcla las almendras y nueces, junto con un poco del agua del remojo. Licua perfectamente y transfiere a la olla de cocimiento lento.

2. Solo queda una cosa por hacer.Agrega las manzanas, azúcar de coco, calabaza, canela, nuez moscada, y la leche de coco. Revuelve, cubre, y cocina bien en temperatura baja de 6 a 7 horas. Finalmente, con un majador, haz puré la mezcla, divide en tazones, y sirve.

Tiempo de preparación:15 minutos

Tiempo de cocción: 8 horas

Porciones: 4 a 5

Información nutrimental:

Fibra 2

Proteína 4

Grasas 1

Calorías 135

Carbohidratos 2,5

Costilla de Cerdo Nostálgica al Horno

Ingredientes:

- 1 a 2 cucharaditas de comino
- 1 cucharadita de ajo en polvo
- 1 a 2 cucharaditas de pimienta negra molida
- 1 cucharita de sal de mar
- 1 cucharadita ají en polvo
- 1 kg. Costilla de cerdo
- 2 cucharaditas de pimienta cayena
- Aproximadamente 1 cucharadas de paprika
- Aproximadamente 1 ½ cucharadas de cebolla en polvo

Instrucciones:

1. Antes que nada, asegúrate de tener todos los ingredientes a la mano.Precalienta el horno a 115 °C

2. Combina la sal, paprika, pimienta negra, cebolla en polvo, ají en polvo, ajo en polvo, comino y pimienta cayena.

3. Con la mezcla de especias unta las costillas por ambos lados.

4. Este paso es importante. Colócalas en una bandeja para horno, el lado del hueso hacia abajo, y mete al horno.

5. Cocina bien durante 2 horas y 50 minutos, volteándolas cada 15 o 20 minutos.

6. Asa las costillas unos 5 a 8 minutos para que dore el lado con carne.

7. Solo queda una cosa por hacer. Saca las costillas del horno y deja enfriar de 5 a 8 minutos, rebana.

8. Finalmente, sirve.

Batido Feliz Arcoíris Paleo

Ingredientes:

- Aproximadamente 1 tazas de zarzamoras frescas
- 1 plátano fresco
- ½ a 1 taza de leche de almendra
- 1 taza de fresas frescas
- 2 tazas de espinaca fresca

Instrucciones:

1. Antes que nada, asegúrate de tener todos los ingredientes a la mano. Lava y seca las moras y la espinaca.
2. Para hacer capas de colores: primero licua juntos un poco de leche de almendra y las fresas; vierte en los vasos de servir.
3. En seguida, licua juntos un poco de leche de almendra y las zarzamoras, vierte sobre la mezcla de fresa.

4. Solo queda una cosa por hacer. Ahora licua el plátano, espinaca, y el resto de la leche de almendra, y vierta sobre las zarzamoras.

5. Finalmente, adorna cada vaso con una fresa, y ¡disfruta!

Porciones: 4 a 5

Tiempo de preparación: 8 a 10 minutos

Simple y rico desayuno de pan de carne

Ingredientes:

- Mejorana seca – 1/2 a 3/4 cucharadita
- Aceite de coco – 1 cucharadita
- Pimentón dulce – 1 cucharada
- Ajo picado – 2 a 3 dientes
- Carne de cerdo picado – 1 kg.
- Huevos – 2
- Orégano picado – 1 cucharadita
- Salvia picada – 1 cucharada
- Cebolla picada – 1
- Escamas de pimiento rojo– ½ cucharadita
- Harina de almendra – 1/4 a 1/2 de taza
- Sal de mar – 1 pizca

Preparación:

1. En primer lugar, asegúrate de tener todos los ingredientes disponibles. Calienta una sartén con aceite a fuego medio alto, agrega la cebolla, revuelve y cocina adecuadamente por unos 4 a 5 minutos.

2. Ahora agrega el ajo, revuelve, cocina adecuadamente por unos 3 a 5 minutos más, quitar del fuego y deja a un lado para enfriarse.

3. Este paso es importante. En un recipiente hondo, mezcla la carne de cerdo con una pizca de sal, pimentón dulce, harina, escamas de pimiento rojo, orégano, salvia, mejorana y huevos. Luego, batir todo.

4. Agrega más ajo y cebolla; y batir nuevamente.

5. Una cosa queda por hacer ahora. Darle forma de rollo a la carne picada, transferirla a una cacerola de cocción lenta, cubrirla y cocinar adecuadamente a fuego mínimo por unas 3 horas y media.

6. Finalmente, dejarla a un lado para enfriar, cortar en rebanadas y servir.

Tiempo de preparación: 12 a 15 minutos

Tiempo de cocción: 3 horas y 25 a 30 minutos

Porciones: 4 a 5

Información nutricional:

Grasa: 3,5

Proteína: 9

Carbohidratos: 8

Calorías: 190

Fibra: 2

Supremo pollo con limón a la plancha

Ingredientes:

- Pimienta negra – 1/4 cucharadas
- Sal marina – 1/2 a 3/4 cucharadita
- Aceite de oliva o aceite de coco derretido – 1 cucharadita
- Pechuga de pollo – 1
- Ralladura y jugo de limón – 1
- Grasa a elección

Instrucciones:

1. En primer lugar, asegúrate de tener todos los ingredientes disponibles. Rallar el limón y exprimir el jugo de limón.
2. Ahora agregar la pechuga de pollo, aceite de oliva, ralladura y jugo de limón, sal y pimienta en una bolsa ® Ziploc.
3. Sellar la bolsa, sacar el aire que quedó en el interior.
4. Luego, aplanar el pollo con un machacador o tal vez un palo de amasar así puede quedar del grosor adecuado.
5. Este paso es importante. Dejar descansar por unos 25 a 35 minutos o cocinarlo

inmediatamente.

6. Luego, agregar aceite u otra grasa a elección a una sartén y calentar a fuego máximo.
7. Sacar el pollo de la bolsa y agregarlo a la sartén.
8. Freír el pollo en ambos lados por unos 3 a 5 minutos o hasta que este cocido.
9. Una cosa queda por hacer. Esperar unos 8 a 10 minutos antes de rebanar.
10. Finalmente, servir

Fantástico y fácil desayuno de huevos y chorizo

Ingredientes:

- Calabaza sin piel y cortada en cubos – 1
- Huevos – 10
- Dientes de ajo picado – 3 a 4
- Leche de coco – una taza y media
- Cebolla amarilla trozada – 1
- Aceite de coco – 2 cucharadas
- Chorizo trozado sin piel – 25 gramos

Instrucciones:

1. En primer lugar, asegúrate de tener todos los ingredientes disponibles. Calentar una sartén con lamitad del aceite a temperatura media alta; agregar la cebolla y el ajo, revolver y saltear por unos 3 o 4 minutos.

2. Agregar el chorizo, revolver, cocinar adecuadamente por unos 3 a 5 minutos más y luego retirar del fuego.

3. Este paso es importante. En un recipiente, mezclar los huevos con la leche de coco. Revolver bien.

4. Ahora, engrasar con el resto del aceite una cacerola de fuego lento y agregar la calabaza en el fondo.

5. Agregar la mezcla de cebollas y esparcirla.

6. Una cosa queda por hacer. Agregar los huevos al final, cubrir y cocinar adecuadamente a fuego lento por unas 4 a 5 horas.

7. Finalmente dejar a un lado para enfriar, rebanar y servir para desayuno.

Tiempo de preparación: 15 a 20 minutos

Tiempo de cocción: 6 horas y 15 minutos

Porciones: 4 a 5

Información nutricional:

Proteínas: 6

Fibra: 2

Calorías: 180

Grasa: 6

Carbohidratos: 7

El mejor pollo con salsa de champiñones

Ingredientes:

- Sal marina y pimienta fresca al gusto
- Champiñones rebanados – 550 gramos
- Caldo de pollo sin grasa – 1 taza
- Filete de lomo de pollo – 8, 160 gramos en total
- Aceite de oliva – 4 cucharaditas
- Perejil fresco picado – 1/4 a 1/2 de taza
- Dientes de ajo picado – 3 a 4

Instrucciones:

1. En primer lugar, asegúrate de tener todos los ingredientes disponibles. Precalentar el horno a 90 °.
2. Rociar el pollo con sal y pimienta.
3. Mezclar el ajo con los champiñones.
4. Agregar aceite de oliva a una sartén grande y calentar a temperatura media.
5. Este paso es importante. Agregar el

pollo y cocinarlo bien por unos 8 a 10 minutos de cada lado.

6. Luego, pasarlo al horno.
7. Paso siguiente, agregar un poco más de aceite a la sartén y cocinar el ajo por unos segundos antes de agregar los champiñones.
8. Rociar los champiñones con sal y pimienta y cocinarlos. Revolver de vez en cuando por unos 8 a 10 minutos hasta que estén dorados.
9. Mientras tanto, picar el perejil.
10. Verter en el caldo de pollo y revolver en el perejil. Al mismo tiempo, sacar cualquier pedacito quemado que este en el fondo.
11. Una cosa queda por hacer. Cocinar hasta que el caldo se reduzca a la mitad.
12. Finalmente, servir el pollo rociado con salsa de champiñones.

Culmines sorpresas veganas de verano

Ingredientes:

- Aceite de oliva – 1 taza
- Calabacín rebanado – 2 tazas
- Tomillo cortado – 1 cucharada
- Tomates cherry cortados a la mitad – 1 taza
- Champiñones rebanados – 1 taza
- Albahaca cortada – 2 cucharadas
- Cebolla morada cortada en trozos medianos – 1 taza
- Vinagre balsámico – ½ taza
- Calalú rebanada – 2 a 3 tazas
- Morrón amarillo cortado – 2 tazas

Instrucciones:

1. En primer lugar, asegúrate de tener todos los ingredientes disponibles. En un recipiente grande, mezclar los trozos de cebolla con los tomates, calalú, calabacín, champiñones, morrón, tomillo y albahaca.
2. Luego, añadir el aceite y la vinagreta y

mezclar hasta cubrir todo.

3. Una cosa queda por hacer. Transferir a una cacerola de cocción lenta, cubrir y cocinar apropiadamente a fuego máximo por unas 3 horas.
4. Finalmente dividir en platos y servir como guarnición.

Tiempo de preparación: 10 minutos

Tiempo de cocción: 3 horas

Porciones: 4

Información nutricional:

Proteína: 4

Fibra: 2

Calorías: 140

Grasa: 2

Carbohidratos: 5

Energéticos muslos crujientes de pollo

Ingredientes:

- Pimienta negra – 1 cucharadita
- Muslos deshuesados – 800 gramos
- Aceite de coco o ghee – 1 cucharada
- Sal marina – 1 cucharadita
- Mezcla de especias a elección (opcional)

Instrucciones:

1. En primer lugar, asegúrate de tener todos los ingredientes disponibles. Precalentar el horno a unos 180 °.
2. Luego, secar los muslos de pollo dando golpecitos con un papel y condimentar la piel de un ladocon sal y pimienta.
3. Condimentar el otro lado de la piel con la mezcla de especias y algo de sal y pimienta.
4. Este paso es importante. Agregar aceite a una sartén grande de acero y calentar a temperatura media alta hasta que la grasa empiece a freírse.

5. Luego, colocar los muslos de pollo en la sartén, con la piel hacia abajo, dejando espacio en la misma.

6. Cubrir con un salpicado de verduras y cocinar a fuego fuerte por 9 a 10 minutos hasta que la piel este crocante.

7. Dar vuelta el pollo y pasarlo al horno precalentado.

8. Una cosa queda por hacer. Rostizar en el horno por unos 28 a 30 minutos o hasta que el pollo este cocinado completamente.

9. Finalmente, servir caliente.

Sabroso repollo dulce

Ingredientes:

- Manzanas peladas sin corazón y trozadas – 2
- Sal de mar – una pizca
- Caldo de pollo – 1 taza
- Pimienta negra – a gusto
- Cebolla picada – 1 a 1 ½
- Aceite de coco – 1 cucharada
- Repollo rayado – 1
- Mostaza – 2 a 3 cucharadas

Instrucciones:

1. En primer lugar, asegúrate de tener todos los ingredientes disponibles. Engrasar la cacerola con el aceite de coco y luego poner las manzanas, repollo y las cebollas dentro.
2. En un recipiente, mezclar el caldo con la mostaza, una pizca de sal, pimienta negra y el jugo de manzana. Batir bien.
3. Una cosa queda por hacer. Verter

todo esto en la cacerola, cubrir y cocinar apropiadamente a fuego lento por unas 4 a 5 horas.

4. Finalmente, dividir en platos y servir en el momento como guarnición.

Tiempo de preparación: 15 a 20 minutos

Tiempo de cocción: 6 horas

Porciones: 4 a 5

Información nutricional:

Calorías: 180

Carbohidratos: 9

Grasa: 3

Fibra: 2

Proteína: 5

Ensalada alegre de pollo y aguacate

Ingredientes:

- Una pizca de pimienta negra recién molida
- 1/2 a 3/4 cebolla roja picada
- 2 tomates pequeños picados
- 1½ a 2 cucharaditas de chile en polvo
- 1 cucharadita de comino
- 3 a 4 contramuslos de pollo deshuesados y sin piel
- 2 a 3 aguacates medianos
- Una pizca de sal marina
- 1 cucharadas aceite de aguacate
- zumo de 1 lima

Preparación:

1. Antes que nada, asegúrate de contar con todos los ingredientes.

Precalienta el horno a aproximadamente 350 °F (175 °C).

2. Ahora coloca los contramuslos de pollo en una bandeja para horno y espolvorea con comino, chile en polvo y sal marina.

3. Luego, rocía el pollo con aceite de oliva extra virgen y hornéalo durante 35 minutos o hasta que el pollo esté bien cocido.

4. Este paso es importante. Retira el pollo del horno y desmenúzalo ayudándote con dos tenedores; déjalo a un lado para que se enfríe.

5. Machaca el aguacate en un tazón hasta obtener una textura cremosa y uniforme.

6. Incorpora el zumo de lima, la cebolla y el tomate y mezcla bien.

7. Retira el pollo del horno y desmenúzalo ayudándote con dos tenedores; déjalo a un lado para que se enfríe.

8. Machaca el aguacate en un tazón hasta obtener una textura cremosa y uniforme.

9. Incorpora el zumo de lima, la cebolla y el tomate y mezcla bien.

10. Ya casi está listo. Solo queda hacer una cosa más. Agrega el pollo y combina bien.

11. Finalmente, sazona con sal y pimienta y sirve inmediatamente.

Porciones: 4 a 5

Tiempo total: 45 minutos

Tiempo de preparación: 50 minutos

Tiempo de cocción: 0 minutos

Hamburguesas italianas poderosas para el desayuno

Ingredientes:

- 1/2 a 3/4 cucharadita de cúrcuma
- 2 cucharaditas de ajo granulado
- 2 cucharaditas de cebolla granulada
- 1 cucharadita de mejorana
- una pizca de cayena y pimienta negra
- 1 cucharada de especias italianas
- 1 cucharadita de aceite de coco
- 400 g de carne molida
- 1/2 a 3/4 cucharadita de salvia
- 2 cucharaditas de perejil seco
- ½ cucharadita de sal
- 1 cucharaditas de pimentón
- 1 a 2 cucharadas de miel
- 1 cucharadita de semillas de hinojo

Preparación:

1. Antes que nada, asegúrate de contar con todos los ingredientes.

Precalienta una sartén a fuego medio y agrega el aceite de coco.

2. Luego combina todas las especias en un tazón e incorpora la carne molida.

3. Ya casi está listo. Solo queda hacer una cosa más. Mezcla todo usando tus manos. Divide la mezcla y forma hamburguesas redondas.

4. Por último, fríe cada hamburguesa de 5 minutos por lado.

Tiempo de preparación: 40 minutos

Porciones: 3

Ensalada de pollo palo estilo oriental

Ingredientes:

- 1 col china finamente picada
- 2 tazas de zanahorias ralladas
- 1/4 a 1/2 de taza de vinagre de vino blanco
- 2 cucharadas de semillas de sésamo blancas
- 2 cucharadas de semillas de sésamo negras
- ½ a 1 taza de anacardos
- ½ a 1 cucharadita de sal marina
- 2 cucharadas de salsa hoisin
- 1 pollo asado desmenuzado
- 2 a 3 cucharadas de aceite de oliva extra virgen
- 1/4 a 1/2 de taza de tamari o salsa de soja regular
- ½ a 3/4 taza de cilantro picado

- 4 a 5 ajos tiernos picados (tanto la parte verde como la blanca)
- 1 a 1½ cucharaditas de sriracha
- 1 cucharadita aceite de chile picante
- 2 a 3 cucharadas de jengibre finamente picado
- 1 cucharada de aceite de sésamo o ajonjolí

Preparación:

1. Antes que nada, asegúrate de contar con todos los ingredientes. Aliño: En un tarro de vidrio con tapa, mezcla el aceite de oliva extra virgen, el ajo picado, el cilantro, el vinagre, el tamari, la salsa hoisin, el aceite de chile, el aceite de sésamo, los ajos tiernos picados y la sal marina.

2. Tapa el frasco y agítalo para mezclar bien los ingredientes; déjalo a un lado.

3. Ya casi está listo. Solo queda hacer una cosa más. En una bolsa de plástico grande, combina el pollo desmenuzado, la col picada, las semillas de sésamo, las zanahorias ralladas, el cilantro, los anacardos y suficiente aliño para cubrir los ingredientes; agita bien la bolsa para mezclar todo.

4. Finalmente, sirve la ensalada en boles y ¡disfruta!

Porciones: 4 a 5

Tiempo total: 30 minutos

Tiempo de preparación: 25 minutos

Tiempo de cocción: 5 a 8 minutos

Exquisito guiso de salchicha y verduras

Ingredientes:

- 2 boniatos
- 1/2 a 3/4 aguacate
- 1 cebolla
- 400 g de salchicha
- 3 calabacines
- 1½ a 2 cucharadas de aceite de coco

Preparación:

1. Antes que nada, asegúrate de contar con todos los ingredientes. Precalienta una sartén a fuego medio-alto y agrega el aceite de coco.
2. Lava las verduras, sécalas con papel absorbente y pélalas.
3. Pica las cebollas y los boniatos. Corta rodajas el calabacín y el aguacate.

4. Este paso es importante. Cortar la salchicha y fríela durante unos 5-8 minutos y luego retírala de la sartén.

5. Coloca la cebolla en la sartén y fríela por unos 2 a 5 minutos.

6. Ya casi está listo. Solo queda hacer una cosa más. Agrega los boniatos a la cebolla, cubre la sartén con una tapa y deja que cocine durante 10 minutos.

7. Finalmente, agrega los calabacines en rodajas y fríe por 8 a 10 minutos más. Incorpora las salchichas fritas y combina bien los ingredientes.

Tiempo de preparación: 35 minutos

Porciones: 4 porciones

Ensalada nizarda con atún sellado

Ingredientes:

- 1/4 a 1/2 de cucharadita de sal marina
- 1 cucharada de aceite de oliva extra virgen
- ½ a 1 diente de ajo picado
- Pimienta negra recién molida
- 2 onzas de judías verdes cortadas a la francesa
- 1 cucharadita agua
- 2 a 2½ cucharaditas de alcaparras
- Aceite de oliva en espray
- ½ a 1 cebolla roja en rodajas finas
- 2 tazas de hojas de lechuga picadas
- 1/2 a 3/4 taza de tomates cherry cortados a la mitad
- 7 a 8 onzas de filete de atún

- 1 a 2 huevos duros en rodajas
- 3 a 4 rábanos en rodajas finas
- ¼ de taza de hojas de albahaca
- ¼ de cucharadita de miel de arce
- 1 a 1½ cucharaditas de mostaza Dijon
- 1 cucharada de zumo de limón fresco
- 1 a 2 pepinos pequeños finamente cortados transversalmente

Preparación:

1. Antes que nada, asegúrate de contar con todos los ingredientes. Hierve una olla con agua, agrega los frijoles y cocínalos por aproximadamente 3 a 5 minutos o hasta que estén suaves pero crujientes y de color verde brillante.

2. Ahora escurre los frijoles y sumérgelos en agua helada; vuelva a escurrirlos y déjalos a un lado.

3. Divide la lechuga, la albahaca, los pepinos, la cebolla, los tomates, las judías verdes, los huevos y los rábanos en partes iguales entre 2 platos.

4. Este paso es importante. Coloca una sartén a fuego medio-alto y rocíala con aceite de oliva en espray.

5. Sazona el atún con sal marina y pimienta y ponlo en la sartén; cocínalo de 5 a 6 minutos por cada lado o hasta que se dore.

6. Corta el atún cocido perpendicularmente a las vetas y colócalo sobre las verduras.

7. Ya casi está listo. Solo queda hacer una cosa más. Prepare el aliño: vierte el zumo de limón junto con los otros ingredientes del aliño en

un frasco y tápalo; agita hasta que esté bien mezclado.

8. Finalmente, rocía el aliño sobre la ensalada y sirve.

Porciones: 2 a 3

Tiempo total: 30 a 35 minutos

Tiempo de preparación: 30 minutos

Tiempo de cocción: 5 a 8 minutos

Deliciosa locura de berenjena

Ingredientes:

- 1½ a 2 cucharaditas de comino molido
- 1 a 2 zanahorias picadas
- 1 cebolla amarilla picada
- 8 a 10 onzas de tomates enlatados picados
- 1½ a 2 cucharadas de ras el hanut
- 1 berenjena picada
- 1 cucharada de aceite de oliva
- Un puñado de cilantro picado
- 1 a 2 dientes de ajo picados
- Una pizca de pimienta cayena

Preparación:

1. Antes que nada, asegúrate de contar con todos los

ingredientes. Pon el aceite en la olla de cocción lenta.

2. Agrega la berenjena, el ajo, los tomates, las zanahorias, la cebolla, el comino, el ras el hanut y la cayena.

3. Ya casi está listo. Solo queda hacer una cosa más. Ahora mezcla todo, tapa la olla y deja que cocine a temperatura baja por 6 horas.

4. Finalmente, espolvorea con cilantro y sirve con un sabroso filete de cerdo.

Tiempo de preparación: 13 a 15 minutos

Tiempo de cocción: 5 horas

Porciones: 4 a 5

Información nutricional (por porción):

Proteínas: 3,5 g

Fibra: 2,5 g

Calorías: 100

Grasas: 4,5 g

Carbohidratos: 9 g

Hamburguesas icónicas de tomate y atún

Ingredientes:

- Una pizca de pimienta negra recién molida
- 1 huevo
- 1 cebolla roja pequeña finamente picada
- 1 taza de atún enlatado escurrido
- 1 chile rojo pequeño finamente picado
- 1 cucharadas de harina de coco
- Una pizca de sal marina
- 2 a 2½ cucharadas de pasta de tomate
- 1 a 1 1/2 diente de ajo triturado

Opcional para servir

- Aguacate

- Chile adicional
- Cilantro fresco
- Lechuga

Preparación:

1. Antes que nada, asegúrate de contar con todos los ingredientes. Precalienta el horno a aproximadamente 345-350 °F (175 °C).
2. Luego forra una bandeja para horno con papel vegetal y déjala a un lado.
3. Este paso es importante. Combina los ingredientes de la hamburguesa en un tazón.
4. Cuidadosamente, forma 5 a 6 bolitas con la mezcla de atún y luego aplástalas con las manos para darles forma de hamburguesas. Colócalas en la bandeja de horno.
5. Ya casi está listo. Solo queda hacer una cosa más. Hornea las

hamburguesas por 15 minutos o hasta que estén cocidas.

6. Para servir, coloca cada hamburguesa sobre una hoja de lechuga y decora con aguacate en rodajas, chile y cilantro fresco.

Porciones: 4 a 5 hamburguesas

Tiempo total: 60 minutos

Tiempo de preparación: 18 a 20 minutos

Tiempo de cocción: 45 a 50 minutos

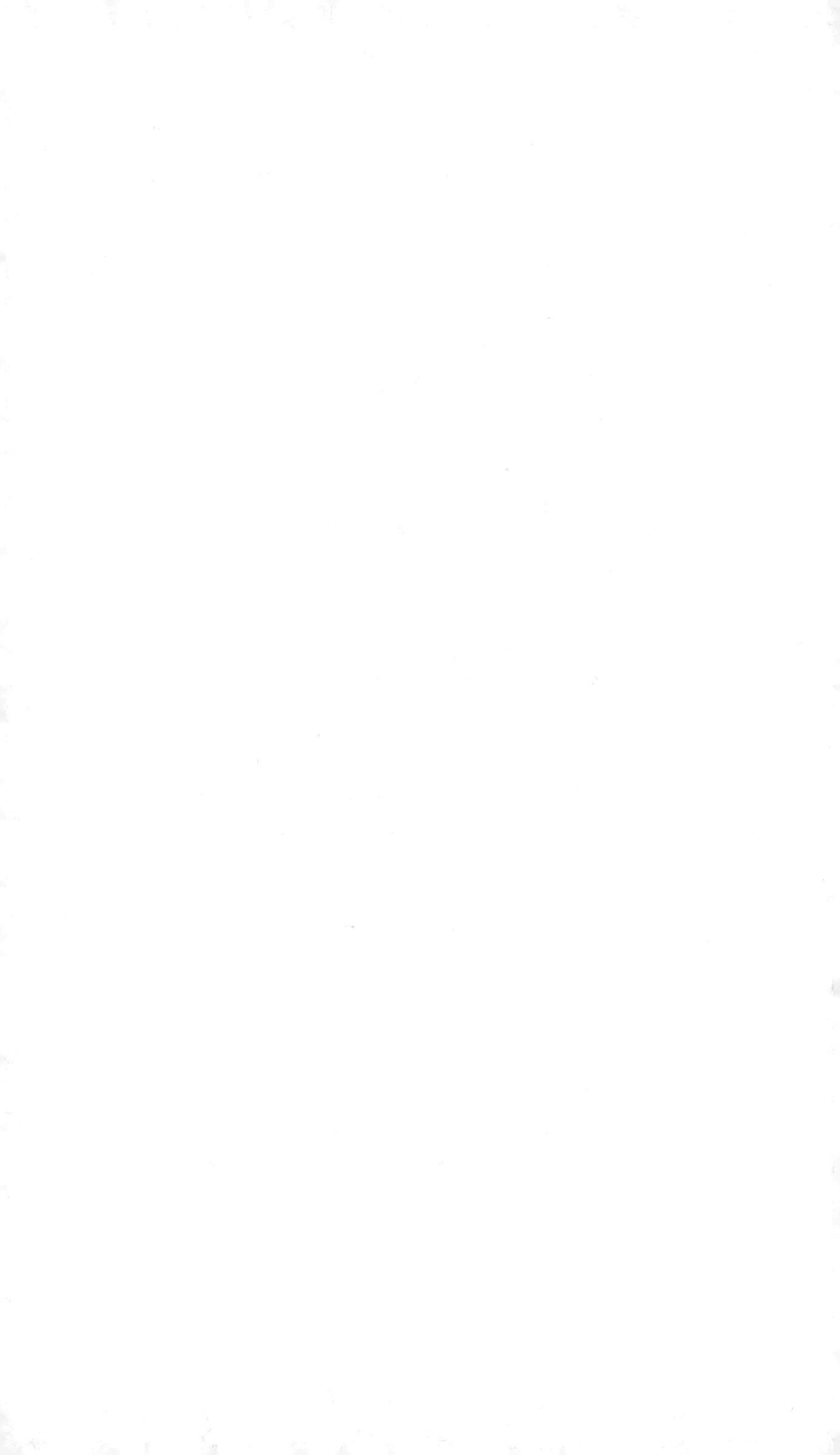